LETTRE

A MESSIEURS

LES MEMBRES

DE L'ACADÉMIE DE MÉDECINE.

DE L'IMPRIMERIE DE RIGNOUX,
rue des Francs-Bourgeois-Saint-Michel, n° 8.

LETTRE

A MESSIEURS

LES MEMBRES

DE L'ACADÉMIE DE MÉDECINE,

SUR

La marche qu'il convient de suivre pour fixer l'opinion publique relativement à la réalité du Magnétisme animal, aux avantages qu'on peut en retirer, et aux dangers qu'il présente lorsqu'on en fait une application inconsidérée.

Par J. P. F. DELEUZE.

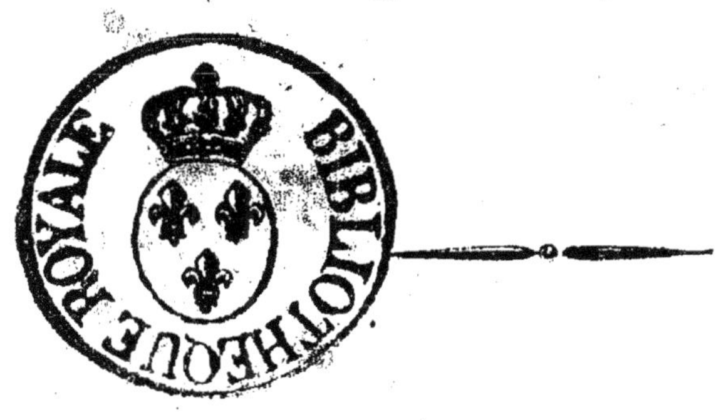

A PARIS,

CHEZ BÉCHET JEUNE, LIBRAIRE,

PLACE DE L'ÉCOLE DE MÉDECINE, N° 4.

1826.

LETTRE

A MESSIEURS

LES MEMBRES

DE L'ACADÉMIE DE MÉDECINE,

Sur la marche qu'il convient de suivre pour fixer l'opinion publique, relativement à la réalité du Magnétisme animal, aux avantages qu'on peut en retirer, et aux dangers qu'il présente lorsqu'on en fait une application inconsidérée [1].

MESSIEURS,

La discussion qui, depuis deux mois, occupe l'Académie, est de la plus haute importance; elle fixe déjà l'attention des savans et des médecins étrangers, et les résultats qu'elle doit amener feront époque dans l'histoire des sciences. En Prusse, en

[1] J'avais rédigé cette lettre aussitôt après avoir eu connaissance du Rapport fait à l'Académie par M. Husson, parce que je ne doutais pas que les conclusions en seraient adoptées. Je vois aujourd'hui que ces conclusions ont été combattues par des médecins qui jouissent d'une grande considération, et je ne saurais

Saxe, dans plusieurs villes d'Allemagne, en Hollande, en Suède, en Danemarck, en Pologne, en Russie, un grand nombre de médecins illustres, et qui remplissent des chaires de professeur, se sont prononcés en faveur du Magnétisme animal ; ils en ont exposé la doctrine et les preuves dans des ouvrages considérables; ils ont établi des traitemens et ils continuent de publier des recueils d'observations. Tous ne sont pas d'accord sur la théorie, mais tous conviennent des mêmes faits. A Paris, plusieurs de vos confrères ont fait des expériences remarquables, et quelques uns ont rendu compte

préjuger le résultat d'une opposition dont je ne comprends pas les motifs. Il s'ensuit que je dois garder le silence jusqu'à ce que la question soit décidée. En effet, si l'Académie prononce qu'elle ne doit pas examiner, je m'expose au ridicule en indiquant la marche à suivre pour un examen qui n'aura pas lieu. Mais d'autres considérations me déterminent à m'élever au dessus de cette crainte. Si l'Académie décide qu'elle doit s'occuper du magnétisme, les réflexions que je lui soumets peuvent influer sur les mesures qu'elle prendra d'abord : si elle décide le contraire, elles pourront être utiles à ceux qui voudront s'en occuper individuellement. D'ailleurs un des membres de l'Académie a cité un passage de mon *Histoire critique* pour prouver que je ne croyais pas que l'examen du magnétisme fût du ressort d'une société savante; et ce passage, qu'on ne peut juger isolément, sans me mettre en contradiction avec moi-même, ne s'applique point aux circonstances actuelles. Je prends donc le parti de publier ma lettre. Je n'insisterai point sur les raisons qui doivent déterminer l'Académie à soumettre le magnétisme à un examen rigoureux. M. Husson n'a pas besoin d'auxiliaires pour répondre aux objections qui lui ont été faites.

de ces expériences dans des ouvrages fort estimés. Enfin, un très grand nombre d'hommes étrangers à la médecine, mais dont la bonne foi ne peut être révoquée en doute, ont attesté des faits qui semblent prouver incontestablement l'existence d'un agent particulier, ou du moins d'un principe qui produit fréquemment des phénomènes fort extraordinaires.

Il est donc question de décider si tous les savans, tous les médecins, tous les hommes éclairés et de bonne foi, étrangers à la médecine, qui ont vu les faits, sont dupes d'une illusion; et, dans cette supposition, de rechercher la cause d'une illusion si générale, et dont se sont trouvés atteints des hommes auparavant incrédules, et qui ont pris beaucoup de précautions pour s'en garantir.

Je me suis pendant quarante ans livré constamment à l'étude et à la pratique du magnétisme; j'ai été en correspondance avec les savans et les médecins qui s'en sont occupés comme moi; j'ai publié des ouvrages qui ont contribué à réveiller l'attention sur ce sujet; et je crois devoir, dans les circonstances actuelles, soumettre quelques observations à l'Académie, relativement à la manière de procéder dans l'examen d'une doctrine que les hommes les plus éclairés désirent soumettre à son jugement.

Si le grand Newton revenait parmi nous, des jeunes gens de l'école Polytechnique pourraient lui donner des notions nouvelles sur la théorie de la lumière, mais six mois après ils s'honoreraient d'être ses élèves. Je puis de même indiquer à des hommes qui ont approfondi la physiologie, une branche de cette science sur laquelle ils ont négligé de fixer leurs regards : quand ils l'auront examinée, quand ils l'auront liée à l'ensemble de leurs connaissances, je les écouterai comme mes maîtres.

C'est aux médecins seuls à déterminer quelle peut être l'utilité du magnétisme appliqué à la guérison des maladies; dans quels cas on doit y avoir recours; si son emploi est accompagné de dangers; quel est le mode d'action qu'il exerce sur l'organisme; comment il doit être associé à la médecine. C'est à eux seuls qu'il appartient, sinon de le pratiquer, du moins d'en diriger l'emploi. Si je me suis permis de traiter quelques unes de ces questions dans mon dernier ouvrage, c'est en attendant que les médecins veuillent les décider eux-mêmes.

Mais pour résoudre un problème, il faut commencer par en déterminer toutes les conditions, et l'on ne peut se dissimuler qu'en France les médecins, trop occupés du soin de leurs malades, ou d'observations sur la nature et le traitement des maladies, ont négligé d'examiner les phénomènes magnétiques, et que la plupart d'entre eux n'ont même aucune idée de ce qu'on doit faire pour les produire, et de ce qui les distingue des phénomènes d'un autre ordre. La preuve en est, qu'ils ont cru que le magnétisme avait été jugé en 1784 par le rapport des sociétés savantes, sans faire attention que ce qu'on voyait alors ne ressemble point à ce qu'il s'agit d'examiner aujourd'hui. La théorie de Mesmer et les procédés qu'il avait enseignés sont entièrement abandonnés; les traitemens nombreux, dans les lieux où il y en a, sont organisés d'une manière différente, et des faits innombrables, connus depuis, réfutent les conclusions des commissaires [1].

Enfin, lorsque les commissaires firent leur rapport, le somnambulisme, celui de tous les phénomènes qui nous a donné le plus de lumières sur la puissance du magnétisme, n'avait point encore été observé; il ne le fut qu'en 1785, lorsque M. le marquis de Puységur eut communiqué à ses amis les faits inconcevables qu'il avait vus; et c'est seulement depuis cette époque que le principe auquel les magnétiseurs attachent le plus d'importance, sinon pour produire des effets, du moins pour les

[1] Dans ce que je dis ici, je ne fais que rappeler ce que M. Husson, et plusieurs de ceux qui ont parlé après lui, ont déjà prouvé d'une manière incontestable.

régulariser et les diriger, a été généralement connu et adopté. Ce principe fondamental était auparavant masqué par des accessoires inutiles dont on n'avait pas su le distinguer.

Si, deux ans plus tard, les mêmes commissaires eussent renouvelé leur examen, ils auraient reconnu la puissance de la volonté; ils auraient observé le somnambulisme, dont ils n'avaient eu aucune notion, et ils seraient arrivés à des conclusions entièrement différentes de celles auxquelles ils s'étaient arrêtés trop légèrement.

La vue des phénomènes du somnambulisme a excité l'enthousiasme, elle a conduit les magnétiseurs à des erreurs ridicules, à des opinions extravagantes; elle a entraîné des abus très graves. Si les médecins se fussent instruits du magnétisme, s'ils s'en fussent emparés, ces erreurs, ces absurdités et ces abus seraient devenus impossibles; et le magnétisme eût pris son rang parmi les sciences de faits comme l'électricité; il se serait éclairé par les nouvelles recherches sur le système nerveux, et il les eut éclairées à son tour.

Ceux des médecins qui regardent le magnétisme comme une erreur, ne sauraient se dissimuler qu'une erreur, si généralement répandue, peut avoir de funestes conséquences, et qu'il est de leur devoir d'en détromper le public. Or, c'est à quoi ils ne réussiront jamais en méprisant les témoignages et en niant les faits sur lesquels s'appuient ceux qui croient au magnétisme ; mais seulement en soumettant ces témoignages et ces faits à un examen sérieux et impartial. Ce n'est point une décision prononcée par les hommes auxquels on reconnaît le plus de lumières et de sincérité; ce sont uniquement les motifs de cette décision qui peuvent changer l'opinion publique. Le rapport que les sociétés savantes firent en 1784 en est la preuve.

Je suppose qu'un remède pharmaceutique, dont quelques essais heureux auraient fait adopter l'usage, fût reconnu dangereux par de nouvelles expériences, il suffirait de le prouver aux médecins, parce qu'eux seuls ordonnent ces sortes de remèdes; mais le magnétisme est employé en silence dans l'intérieur des familles; ceux qui entreprennent un traitement ne s'imposent les privations et les fatigues qu'il exige, que parce qu'ils sont persuadés qu'ils réussiront à soulager ou guérir le malade qui a recours à leur bienveillance. C'est donc le public, ce sont les gens de bien, qui conseillent ou pratiquent le magnétisme, qu'il faut convaincre de leur erreur. Il n'y a pas d'autre moyen de les déterminer à y renoncer. Il faut donc que les médecins commencent par étudier le magnétisme pour bien connaître les moyens qu'emploient ceux qui l'exercent, et quelles circonstances sont selon eux jugées nécessaires pour le succès ; qu'ils examinent les effets produits pour en découvrir les causes; enfin qu'ils essaient de magnétiser eux-mêmes, en remplissant, avec une scrupuleuse exactitude, toutes les conditions qui leur sont indiquées. Alors s'ils n'obtiennent aucun résultat, la question sera jugée. Des partisans enthousiastes du magnétisme pourront bien dire encore que les juges n'ont pas été de bonne foi, mais cette imputation absurde sera repoussée par tous les hommes honnêtes et éclairés.

Je pense donc que MM. les membres de l'Académie ne trouveront pas mauvais que je leur expose en quoi consiste le problème qu'il s'agit d'examiner, et quelle marche ils doivent suivre pour qu'il soit résolu d'une manière irrévocable et convaincante pour les magnétiseurs. Que le résultat de leurs recherches soit de détruire une erreur ou de constater une vérité, ou de séparer ce qu'il y a de vrai de ce qu'il y a de faux, ce sera toujours un grand service rendu à l'humanité.

Si l'on voulait envisager la doctrine du magnétisme dans son ensemble, se rendre compte des divers phénomènes sur lesquels elle s'appuie, et déterminer en quoi ces phénomènes diffèrent de ceux qui lui sont étrangers, il faudrait discuter un grand nombre de questions fort compliquées. Je crois que ce ne sera que plus tard, et lorsqu'on aura recueilli et comparé une multitude de faits, qu'on pourra se livrer à ce travail. Les questions que les commissaires auront à résoudre, pour remplir la tâche dont ils auront bien voulu se charger, se réduisent à trois [1] :

1° Celle de la réalité du magnétisme, de sa puissance ou de son action sur les êtres vivans.

2° Celle de la réalité du somnambulisme, et des phénomènes qui se manifestent dans cette crise.

3° Celle de l'usage qu'on peut faire du magnétisme et du somnambulisme pour le traitement des maladies.

§ I. Pour résoudre la première question, celle de la réalité du magnétisme, il faut que MM. les com-

---

[1] Je suppose ici qu'on adopte les conclusions du rapport de M. Husson ; mais parmi les médecins qui ont le mieux parlé en faveur du magnétisme, il en est qui prétendent que l'Académie doit en encourager l'examen et non l'examiner elle-même. Qu'il me soit permis de proposer un terme moyen, qui serait certainement le plus avantageux.

L'Académie pourrait nommer une commission chargée de décider seulement si le magnétisme produit des effets, sans entrer dans aucun détail sur la nature, la cause et l'utilité de ces effets. Il n'y a pas de doute qu'en s'adressant aux médecins qui ont déjà fait des expériences, et qui ont offert de les répéter, cette commission pourra au bout de trois mois faire un rapport concluant. Alors l'Académie invitera les médecins à s'occuper du magnétisme, et surtout à établir des traitemens dans les hôpitaux, et à lui rendre compte des résultats qu'ils auront obtenus.

missaires commencent par s'instruire des conditions que les magnétiseurs croient indispensables pour agir efficacement; il faut ensuite qu'ils s'adressent à quelques uns de leurs confrères qui aient déjà pratiqué le magnétisme, en les priant de choisir des malades qu'ils magnétiseront, pour que MM. les commissaires puissent vérifier les effets qui auront été produits : ces mêmes médecins dirigeront ensuite MM. les commissaires, pour que ceux-ci obtiennent par eux-mêmes des résultats analogues [1].

Les premiers essais peuvent être faits dans des maisons particulières; ceux qui suivront, et dont MM. les commissaires voudront rendre compte, seront faits dans les hôpitaux, où l'on aura destiné une salle à ce genre de traitement.

Il est essentiel que les premiers effets qui seront montrés à MM. les commissaires soient extrêmement simples, tellement qu'il n'y ait qu'une seule chose à observer, et non une complication de phé-

---

[1] Il n'est pas nécessaire que les commissaires choisis pour examiner soient persuadés d'avance de la vérité du magnétisme; il est seulement essentiel qu'ils veuillent de bonne foi, et qu'ils agissent comme s'ils croyaient. La volonté est indispensable pour magnétiser, la croyance ne l'est point. Elle est seulement utile comme motif déterminant de la volonté, et parce qu'elle empêche cette volonté d'être distraite, incertaine et vacillante. Ceux qui voudront sincèrement seront bientôt convaincus.

nomènes. On n'arrivera à des preuves bien claires, à des conclusions certaines, qu'autant qu'on ira du simple au composé. Ainsi on ne s'occupera d'abord ni du somnambulisme, ni d'aucune autre crise, ni même de la guérison des maladies. Les crises pourraient être attribuées à l'imagination : les phénomènes du somnambulisme sont trop variables et trop compliqués pour qu'on puisse déterminer ce qui est dû exclusivement au magnétisme, et distinguer ce qui est caractéristique de ce qui est accessoire. Il faut avoir déjà acquis la preuve de l'action du magnétisme pour se rendre compte de l'influence qu'il exerce sur cet état singulier. La guérison des maladies n'offre une preuve que par la multitude et la comparaison des expériences. Ainsi quatre hommes ayant la fièvre tierce en auront été délivrés après la troisième séance; on pourra toujours dire que ces quatre hommes se seraient guéris si on ne les eût pas magnétisés. Il faudrait dix expériences pour donner une probabilité de l'efficacité du magnétisme dans cette maladie; il en faudrait cent pour donner une certitude.

Je vais citer quelques exemples des expériences les plus simples; et dont le résultat est concluant.

M. Brouard, médecin en chef de l'hôpital d'Évreux, est prié d'aller voir une ouvrière qui, depuis plus de quinze jours, souffrait de violentes douleurs dans le haut du bras. Il se rend chez elle ; il la trouve le bras en écharpe; après l'avoir examinée, il lui dit qu'il faut lui mettre un vésicatoire, et elle y consent. Il ajoute alors qu'il désire essayer si la chaleur de la main n'adoucirait pas la douleur, et il lui pose la main sur l'épaule et la promène lentement jusqu'au bout des doigts. Un quart d'heure après il demande à cette femme si elle se sent soulagée; elle répond qu'elle souffre toujours, mais que la douleur est descendue au dessous du coude; alors le médecin dit à la fille de cette femme, qui était agée de huit ans, et qui l'avait vu agir, qu'elle pourrait, en faisant comme lui, soulager sa mère; elle répondit qu'elle ne demandait pas mieux. Il lui montra alors comment il fallait s'y prendre, et il lui recommanda de fermer ses mains quand elle serait arrivée au bout des doigts, afin que la paume des mains ne se refroidît pas quand elle remonterait à l'épaule. Il lui recommanda enfin de ne pas s'occuper d'autre chose quand elle ferait ces légères frictions, et de continuer pendant une semaine, une demi-heure le matin et une demi-heure le soir. Il ajouta qu'il attendrait quelques jours pour poser le vésicatoire. A la fin de la semaine, la femme se trouva guérie. Ici, ni celle sur qui on agit, ni celle qui agit, ne connaissent le moyen qu'elles emploient, quoique les conditions essentielles soient remplies, et le premier effet est un des plus ordinaires du magnétisme.

Je citerai encore un fait dont j'ai été témoin. Un ancien militaire, affecté d'une paraplégie, avait été traité sans succès par d'habiles médecins; je montrai à sa femme à lui faire de légères frictions depuis les hanches jusqu'au bout des pieds. A chaque séance les pieds devenaient rouges comme quand on avait mis un synapisme. Le mouvement ne fut point rétabli, mais les tremblemens des jambes et les douleurs cessèrent.

Je pourrais rapporter cent autres exemples d'effets magnétiques produits par des personnes qui magnétisaient sans s'en douter; ceux qu'on a obtenus sur des malades qui ne savaient pas qu'on les magnétisait sont encore plus nombreux.

Parmi ces effets les plus fréquens sont la translation du siége de la douleur, qui descend; l'augmentation de la chaleur, une légère transpiration, le besoin de fermer les yeux, un changement notable dans le pouls ou dans la respiration. Ces effets se manifestent ordinairement en un quart d'heure, du moins chez le plus grand nombre des individus qui ne sont pas en bonne santé. Quelques uns de ceux-ci, et presque tous ceux qui se portent bien, n'éprouvent rien du tout.

Il arrive souvent que le magnétisme ne manifeste

2

son action que peu à peu et par de légers symptômes ; mais quelquefois il agit de la manière la
plus efficace, avec une promptitude étonnante. En
voici un exemple que je cite d'autant plus volon-
tiers que MM. les médecins peuvent facilement le
vérifier.

Madame Belin-Mandar (femme du libraire de ce
nom), demeurant rue Hautefeuille n° 13, âgée de
32 ans, et mère de trois enfans, a été incommodée
depuis sept ans d'une suppression qui a obligé de lui
appliquer des sangsues ; et depuis quatre ans on lui
en a posé vingt tous les mois.

Le 10 de mai 1821 elle a été attaquée de violentes
douleurs d'estomac et d'entrailles, accompagnées
de vomissemens et de fortes évacuations. On lui a
administré les remèdes convenables, et on l'a mise
au régime le plus sévère ; malgré cela la maladie a
pris le caractère d'une entérite chronique, qui s'est
aggravée au mois de septembre dernier ; depuis
cette époque on l'a mise au bouillon de poulet pour
toute nourriture : on y joignait seulement un peu
de salep ou de fécule de pomme de terre ; quelquefois même il a fallu subsistuer de l'eau gommée au
bouillon de poulet.

Au commencement d'octobre elle a éprouvé des
maux de tête, et bientôt elle a été atteinte d'une
névralgie qui lui causait des douleurs atroces dans

tout le côté droit de la tête. Ses accès duraient au moins une heure, et se renouvelaient quatre ou cinq fois par jour; ils se terminaient ordinairement par des bâillemens, quelquefois ils ont duré cinq heures de suite. Le moindre bruit renouvelait ses souffrances, et elle ne pouvait supporter une lumière vive. On a employé sans succès tous les calmans; différentes préparations d'opium, soit à l'intérieur, soit en frictions sur la tête; les vésicatoires et les synapismes. Depuis la fin d'octobre la malade n'a pu sortir de sa chambre, et la plupart du temps elle ne quittait pas son lit.

Le mardi, 6 décembre, elle était dans un état affreux, et n'avait pu se lever; elle demanda à M. Michelin, médecin du 5e dispensaire, s'il n'approuverait pas qu'elle essayât du magnétisme, et il le lui conseilla. Son mari vint me trouver le même jour. Je lui dis qu'il ferait bien de magnétiser sa femme; je l'engageai à lire mon *Instruction pratique* et je lui promis d'aller lui donner une leçon le lendemain matin à neuf heures. Je m'y rendis en effet et j'y trouvai M. Michelin.

J'employai les procédés ordinaires, et madame Belin, dont l'accès commençait, tomba en quelques minutes dans un profond assoupissement. Quelques momens après elle eut une transpiration très abondante. Enfin au bout de vingt-cinq minutes elle ouvrit les yeux, et elle eut des bâillemens comme lorsque les accès se terminaient.

A midi elle se sentit beaucoup de mal à la tête, et elle en fut délivrée par son mari, que j'avais eu soin de mettre en rapport avec moi pour qu'il pût me suppléer. A 4 heures et demie je retournai chez madame Belin : j'obtins les mêmes effets que la première fois. Le lendemain 8, à 9 heures, je me rendis de nouveau chez elle ; elle avait passé une très bonne nuit : je la magnétisai pour la dernière fois ; l'assoupissement, la transpiration et les bâillemens eurent lieu comme la veille. L'après-midi M. Belin magnétisa seul, et il produisit le même effet que moi. Le vendredi la séance se termina sans qu'il y eût de bâillemens. Le samedi madame Belin s'est trouvée en état de sortir, et elle s'est rendue à l'église de Saint-Sulpice pour faire dire une messe d'actions de grâces ; à son retour elle a mangé un peu de poulet. Le dimanche après midi elle est venue me voir, et elle a déjeuné chez moi, avec un potage, des confitures, et pour la première fois depuis quatre ans elle a pu boire du vin et de l'eau.

Elle digère bien toute sorte d'alimens, pourvu qu'elle boive de l'eau magnétisée : elle n'a plus de douleurs, elle a repris des forces et de l'embonpoint. Ses parens et ses amis sont extrêmement étonnés ; et M. Michelin m'a permis de citer son témoignage pour cette guérison inespérée.

J'avais annoncé à M. Belin que s'il continuait à magnétiser sa femme régulièrement deux fois par jour, en portant l'action, des flancs sur les genoux et jusqu'aux pieds, il la guérirait de l'incommodité qui l'obligeait à se faire poser des sangsues, et ma prédiction s'est réalisée.

Je prie MM. les médecins de parler de ce fait à M. Michelin, qui a toujours soigné la malade. Je les invite même à aller voir madame Belin qui m'a autorisé à écrire cette relation.

Les effets dont je viens de parler sont faciles à constater; ils suffisent pour démontrer l'existence d'un agent. Lorsque les médecins en seront convaincus ils pourront magnétiser eux-mêmes. Il est cependant essentiel qu'avant de se livrer à la pratique ils prennent une idée des divers phénomènes du magnétisme, des circonstances qui les modifient, et de la gradation qu'on observe dans leur développement.

Pour cela il faut qu'ils veuillent bien parcourir quelques uns des ouvrages publiés sur le magnétisme, en ne s'arrêtant qu'aux faits bien attestés, en écartant ceux dans lesquels on peut supposer de l'illusion ou de l'exagération de la part du narrateur, et en négligeant ce qui tient à des idées théoriques. Car c'est d'après les faits seuls, et uniquement d'après ceux qu'ils auront vus, qu'ils doivent former leur opinion : c'est à eux à observer les effets pour remonter aux causes. Leurs connaissances antérieures sur la médecine et sur les autres sciences ne les conduiront point à découvrir ces causes, elles serviront seulement à les garantir de beaucoup d'erreurs, en les déterminant à ne fixer leur attention que sur les phénomènes qui prouvent la réalité et la puissance d'un nouvel agent.

Une fois qu'ils auront rempli les conditions que je viens d'indiquer, ils essaieront de magnétiser avec autant de simplicité que de zèle, et comme s'il ne leur restait plus aucun doute ; non pour faire des expériences comme on en ferait sur le galvanisme ; non pour interroger la nature, mais pour la laisser s'expliquer d'elle-même, et pour tenir compte des résultats [1].

Qu'il me soit permis de leur donner encore un conseil dont ils connaîtront plus tard l'utilité : c'est de ne point faire leurs premiers essais sur des affections nerveuses, sur des maladies chroniques et compliquées, mais sur des indispositions

---

[1] Comme il existe une grande différence entre les facultés magnétiques des divers individus, il est possible qu'il se trouve parmi les médecins quelques hommes dont les facultés seront très faibles, et qui produiront peu d'effet. Il faudra que ceux-ci se fassent aider par celui de leurs confrères qui aura le plus de force.

simples et récentes. Les effets seront moins extra-ordinaires, mais ils seront plus fréquemment renouvelés, plus faciles à apprécier; et ils les conduiront graduellement à des observations plus importantes. Je les invite donc à essayer d'abord l'action du magnétisme sur des contusions, des douleurs locales de rhumatisme, des plaies récentes, des suppressions de règles, des douleurs de tête accompagnées de froid aux pieds, des étouffemens, des maux d'estomac, etc. Alors ils n'auront pas besoin de réserver leurs soins pour un seul malade; ils pourront faire des tentatives sur un grand nombre; ils ne s'attacheront qu'à ceux sur qui l'action se sera manifestée promptement par quelques symptômes; et ils auront l'avantage de pouvoir sans inconvénient suspendre les remèdes pour leur substituer de l'eau magnétisée.

§ II. Si MM. les commissaires prennent ce parti, il n'y a aucun doute que le somnambulisme se présentera à quelqu'un d'entr'eux. Celui-ci fera part a ses confrères de ce qu'il aura observé; il pourra les en rendre témoins, en prenant les précautions convenables pour ne pas fatiguer le somnambule. Les premiers somnambules qui se présenteront seront peut-être fort imparfaits; et ce n'est point un mal. Au contraire il vaut mieux qu'on ne voie que plus tard le somnambulisme accompagné d'une grande lucidité. Il suffit qu'on reconnaisse d'abord que dans l'état de somnambulisme il se manifeste un nouveau mode de perception, une nouvelle faculté, tandis que les sens dont nous faisons usage dans l'état de veille sont en partie assoupis. Il n'importe que cette nouvelle faculté puisse comme les autres nous induire en erreur; la chose essentielle c'est de constater son existence.

On ne manquera pas d'engager MM. les commissaires à aller voir des somnambules de profession et à les mettre à l'épreuve. Je dois les avertir que cette tentative ne les conduira probablement à rien; non que je ne sois persuadé que ces somnambules, du moins ceux que je connais, sont de bonne foi, et que s'ils se trompent souvent, ils ont aussi des momens d'une clairvoyance surprenante, mais parce que lorsqu'on ira les consulter par curiosité et pour faire des expériences, on troublera infailliblement leur lucidité naturelle.

Il est une expérience qu'on peut faire par l'intermédiaire d'un magnétiseur qui aura déjà eu l'occasion de s'assurer de sa puissance sur son somnambule. C'est de l'inviter à agir à distance lorsque le somnambule ne s'y attend pas. Cette expérience a été faite deux fois à l'Hôtel-Dieu sous les yeux de M. Husson, et elle a parfaitement réussi.

Je présume que l'instruction préparatoire que je

demande à MM. les commissaires doit durer environ trois mois. A cette époque ils seront convaincus de la réalité du magnétisme et de celle du somnambulisme, et ils seront à même d'en examiner les phénomènes, pour les apprécier et pour les comparer aux autres phénomènes de la nature.

Je pense que cet examen doit être fait dans les hôpitaux. C'est là seulement qu'on pourra multiplier et varier les observations, et parvenir à des résultats positifs, dont on tirera ensuite des conséquences générales. Mais il est de la plus grande importance que cette grande expérience soit faite d'une manière régulière et en ne négligeant aucune des conditions nécessaires pour le succès; sans cela on n'obtiendra que des effets désordonnés, et qui conduiront même à des conclusions contradictoires.

J'ai inséré, il y a dix ans, dans le tome VI des *Annales du Magnétisme*, un mémoire sur l'établissement d'un traitement magnétique dans un hôpital. J'ose inviter MM. les commissaires à le lire [1].

Il serait fort à désirer que les expériences magnétiques fussent faites à la fois dans trois hôpitaux.

---

[1] J'ai aussi publié, en 1821, une petite brochure qui a pour titre, *Observations adressées aux médecins qui désireraient établir un traitement magnétique.* — Chez Belin-Leprieur, libraire, quai des Augustins, n° 55.

On obtiendrait probablement dans tous des résul-sultats différens relativement aux phénomènes du somnambulisme : et la comparaison de ces résultats conduirait à des notions d'une très grande impor-tance. La raison du conseil que je donne ici ne peut guère être sentie que par des hommes qui ont fait une étude suivie du magnétisme ; cependant je vais en dire un mot.

Lorsqu'en 1784, les commissaires des sociétés savantes attribuèrent à l'imagination et à l'imita-tion, une partie des effets qu'ils avaient vus, ils di-rent plus qu'ils ne croyaient eux-mêmes ; si toute-fois on donne aux mots imagination et imitation le sens qu'ils doivent avoir lorsqu'il s'agit du ma-gnétisme. Ce n'est point ordinairement l'imagina-tion du magnétisé qui produit par elle-même des phénomènes singuliers ; elle ne les produit que se-condairement et lorsqu'elle est mise en action par celle du magnétiseur, qui exerce une influence sur les facultés de l'ame du magnétisé. L'imagination, telle que nous la considérons dans le magnétisme, a été très bien définie par Maxwel : *Imaginatio est animæ manus, qua extra se operatur*. Et il est fort remarquable que Bacon l'a considérée sous le même point de vue. Il n'est pas douteux que les idées, les opinions, la foi du magnétiseur, donnent un carac-tère particulier au somnambulisme qu'il provoque et dirige. Aussi a-t-on vu, dans les diverses écoles de magnétisme, le somnambulisme se montrer d'une manière différente. Un phénomène particulier dominait dans chacune de ces écoles, et ne se montrait pas dans les autres. J'en excepte l'école de Strasbourg, qui avait été organisée avec beaucoup de sagesse, et dans laquelle aucun magnétiseur n'avait une théorie exclusive, mais où l'on cherchait seulement à guérir, et à observer les faits.

A la fin de 1784 il existait à Lyon cinq ou six traitemens magnétiques dirigés ou suivis par des médecins. Dans tous, excepté celui de M. Lanoix, il y avait des crises de convulsions comme dans celui de Mesmer. Un jour, chez M. Lanoix, un malade eut des convulsions qui, par imitation, se communiquèrent aux autres. Le lendemain on employa les moyens convenables pour les calmer, et de ce moment elles ne reparurent plus. Bientôt on apprit à les faire cesser dans les autres traitemens.

En Suède on a vu pendant un temps assez long tous les somnambules se croire en communication avec les ames des morts; et cela ne s'est pas montré ailleurs, si ce n'est chez quelques individus. Je pourrais citer beaucoup d'autres exemples. Je me bornerai à en rappeler un tout récent, et qui doit plus particulièrement occuper les commissaires de l'Académie.

Je n'ai point été témoin des expériences faites à Paris par des médecins, il y a cinq ans; mais on m'a dit que les somnambules qu'ils avaient eus étaient complètement insensibles, c'est-à-dire qu'on pouvait les pincer, les piquer, leur faire respirer de l'alcali volatil, leur appliquer même le moxa, sans qu'ils en éprouvassent aucune sensation. Quelques personnes en ont conclu que ce singulier phénomène accompagnait ordinairement le somnambulisme, tandis qu'il ne se montre presque jamais qu'autant que le magnétiseur veut le produire. J'ai eu plusieurs somnambules remarquables, et je suis bien sûr, qu'au lieu d'être insensibles, ils étaient beaucoup plus sensibles que dans l'état de veille. Le simple contact d'un corps non magnétisé leur faisait mal; j'en ai vu même à qui on a donné des convulsions en les touchant. Il est cependant vrai qu'un bon magnétiseur réussit facilement à mettre plusieurs de ses somnambules dans l'état d'insensibilité, et que, dans certains cas, le résultat de ce phénomène doit être très utile; parce qu'on peut, après que le somnambule y a consenti, lui faire des opérations chirurgicales sans qu'il éprouve la moindre douleur.

De même que le magnétiseur exerce une influence sur tous ses somnambules, les somnambules, lorsqu'ils sont réunis dans un même local, exercent les uns sur les autres une influence qui donne au somnambulisme de plusieurs d'entr'eux un caractère analogue; et c'est en quoi consiste l'imitation, et nullement en ce qu'ils ont été frappés de ce qu'ils ont vu dans l'état de veille. Cette espèce de communication sympathique n'a pas toujours lieu, il s'en faut de beaucoup; mais elle a été assez souvent remarquée pour qu'on ne doive pas tirer des conséquences générales de ce qu'on a observé dans un seul traitement. Il est probable que trois ou quatre traitemens, établis dans différens hôpitaux, présenteraient chacun des phénomènes particuliers.

Lorsqu'on comparera ces divers phénomènes, il sera important de bien distinguer ce qui est commun à tous les somnambules, de ce qui est propre à quelques uns d'entre eux. Jusqu'à présent je ne connais qu'un seul caractère qui appartienne toujours au somnambulisme, c'est l'existence d'un nouveau mode de perception. Au reste, l'état de somnambulisme ne présentât-il qu'une exaltation de quelques unes des facultés naturelles, il serait toujours bien digne d'être observé.

Il arrive souvent qu'à mesure qu'un nouveau mode de perception donne au somnambule des notions nouvelles et très exactes, des idées chimériques et absurdes viennent se mêler à cet état. Ainsi l'on voit tel somnambule se livrer à des idées mystiques exagérées et sans fondement, tel autre a des visions, chez tel autre des opinions produites par les préjugés de l'enfance prennent une force qui subjugue la raison ; chez quelques uns des sentimens de sympathie ou d'antiphatie se manifestent pour tels ou tels individus; chez quelques uns enfin la mort se présente comme inévitable, et ce n'est point en raisonnant avec eux qu'on peut les convaincre de leur erreur.

Je ne saurais trop inviter les médecins à examiner avec soin ces variétés de somnambulisme. S'ils veulent bien observer avec calme et simplicité, ils reconnaîtront toujours que la faculté somnambulique n'en est pas moins réelle, quoiqu'elle soit associée à des allucinations ou à des folies, et que cette faculté, qui donne des notions qu'on ne pourrait acquérir par aucun autre moyen, peut facilement être distinguée des erreurs dues à l'exaltation ou à un dérangement momentané du cerveau.

Je vais montrer, par un exemple, comment des idées déraisonnables peuvent se mêler au somnambulisme sans que celui-ci perde rien de son utilité.

Un ancien charpentier de la marine, né en Belgique, était malade depuis cinq ou six ans, par suite des coups qu'il avait reçus en défendant une femme attaquée par des assassins. Sa principale maladie était un catarrhe de la vessie, et des douleurs dans la poitrine. Son état était fort dangereux, sa faiblesse était extrême et sa figure d'une paleur effrayante. Il vient me trouver; je le magnétise, et, dès la première séance, il devient somnambule; il me décrit sa maladie, et m'indique une plante (le chardon roland), qu'il me désigne parce qu'il n'en savait pas le nom, et qu'il faut joindre à sa tisanne; à la seconde séance, il m'assure que s'il continue d'être magnétisé il sera guéri dans six semaines; à la troisième séance je lui dis qu'il fallait que sa femme me suppléât, parce que je n'avais pas assez de force pour continuer son traitement, et voici notre dialogue : Ah, monsieur! vous ne manquez pas de force.... Est-ce que vous croyez être seul?—Et qui donc est avec moi?— Monsieur, il y a le bon Dieu, la sainte Vierge et sainte Geneviève; vous n'êtes que par-derrière. Je ne m'arrêtai point à combattre par des raisonnemens cette vision ridicule, je n'y aurais rien gagné; je cherchai seulement à la dissiper par ma volonté. La quatrième fois que cet homme vint chez moi, je le magnétisai avec une baguette, et comme je la passais devant sa poitrine; il me dit : Coupez, monsieur, coupez.—Et que voulez-vous dire? je ne puis rien couper. —Si fait, monsieur, vous coupez le dépôt que j'ai dans la poitrine, et il faut bien que vous le détachiez pour que je le rende.

Voilà sans doute des idées bien folles ; maintenant voyons ce qu'il y a de vrai, et quels sont les résultats.

En sortant de chez moi le malade, qui était accompagné de son beau-frère, eut une quinte de toux ; il s'arrêta dans la rue, et vomit une grande quantité de pus. Rentré chez lui, il eut la fièvre et fut pendant quatre jours très souffrant. J'allai le voir, et je le trouvai fort abattu ; il pouvait à peine se soutenir. Je l'endors, et je lui dis : Comment vous trouvez-vous ? — Cela va mieux, les urines coulent et j'ai rendu mon dépôt. — Mais vous me paraissez beaucoup plus mal. — Monsieur, je ne vous ai pas dit que je serais guéri dans huit jours ; je vous ai dit que je le serais dans six semaines. Dans quarante jours vous verrez si je vous ai dit vrai. En effet, quarante jours après il vint me voir au jardin du Roi, et il se portait bien. Mes occupations m'avaient empêché de le magnétiser tous les jours, mais sa femme et son beau-frère m'avaient remplacé, et on lui avait fait suivre le régime qu'il s'était prescrit.

§ III. Une fois que MM. les commissaires se seront convaincus de la réalité du magnétisme et du somnambulisme, il sera temps d'examiner de quelle utilité l'un et l'autre peuvent être pour la guérison des maladies, et dans quel cas le traitement magnétique doit être associé à la médecine, ou même être employé à l'exclusion des autres remèdes.

Un an d'observations faites méthodiquement dans les hôpitaux suffira certainement pour arriver à des résultats positifs [1]. Plusieurs médecins étrangers à la commission pourront envoyer des malades à ce traitement, et je n'ai pas besoin de dire aux médecins comment ils doivent observer les crises, et les conséquences qu'elles ont dans les diverses maladies.

J'oserai cependant inviter MM. les commissaires à s'informer de quelques guérisons surprenantes qui ont été opérées par le magnétisme, et à vérifier les faits. Lorsqu'on saura qu'ils s'occupent à chercher la vérité, une foule de gens viendront leur offrir des exemples.

Une chose curieuse, et dont il leur est facile d'avoir la preuve, c'est la lucidité des somnambules pour découvrir les maladies. Il y a à Paris un grand nombre de personnes qui, n'ayant pu être guéries par la médecine, ont consulté des somnambules.

[1] Le plan que je me suis permis de tracer diffère totalement de celui que suivirent, en 1784, les commissaires de l'Académie des sciences. Ils observèrent une doctrine contre laquelle ils étaient prévenus ; et ils ne pouvaient se convaincre en magnétisant eux-mêmes, puisqu'ils ignoraient la condition essentielle pour produire des effets. D'ailleurs les recherches qu'ils firent à d'assez longs intervalles ne durèrent que trois mois. La commission nommée le 14 mars fit son rapport le 11 août.

Le somnambule ne leur a fait aucune question, mais il leur a décrit leurs souffrances, la nature de leur maladie, quelquefois même leurs habitudes, et leur a ensuite indiqué un traitement qui a eu plus ou moins de succès. Ces personnes ont conservé les consultations qu'elles ont écrites sous la dictée du somnambule; qu'on les lise, et l'on verra que le somnambule a montré des facultés dont il ne jouissait pas dans l'état de veille. C'est une chose dont j'ai fréquemment la preuve, et qui chaque jour m'étonne davantage.

Je ne parlerai point ici des moyens accessoires que les médecins peuvent employer pour augmenter, propager, régulariser l'action du magnétisme, et pour suppléer jusqu'à un certain point à la manipulation individuelle : comme ils auront en soin de s'informer de ce qu'on fait à Berlin, à Groningue, etc., de ce qu'on faisait à Strasbourg, je n'aurais rien à leur apprendre. J'ai d'ailleurs donné dans mon dernier ouvrage tous les détails nécessaires sur ce sujet. Je me contenterai de dire ici, qu'il est impossible d'établir un traitement nombreux, si l'on ne fait pas usage du réservoir magnétique [1].

---

[1] On trouve dans la *Bibliothèque magnétique*, tom. 6, une description du baquet ou réservoir magnétique de M. Wolfart, à Berlin.

Après un an d'observations dans les hôpitaux, et quelques essais faits dans les maisons particulières, MM. les commissaires pourront prononcer irrévocablement sur la réalité du magnétisme, sur son utilité, sur son association à la médecine ; ils pourront aussi traiter la question des dangers du magnétisme et des moyens de les prévenir ; ils proposeront enfin les mesures qu'il convient de prendre pour établir un ou plusieurs traitemens magnétiques, sous la direction des médecins, et sous la protection du gouvernement. Ce n'est point à l'art de guérir que se bornera le service qu'ils rendront à l'humanité ; ils auront ouvert une carrière immense aux sciences physiologiques et psychologiques ; et leur nom, marquant une ère nouvelle dans les fastes de la médecine, sera voué à la reconnaissance de la postérité.

La révolution paisible qui se prépare doit être amenée par les progrès des lumières, et par la nécessité de remplir la lacune qui existe dans les explications données jusqu'à ce jour, des phénomènes de la vie ; elle a été annoncée par plusieurs écrivains étrangers, parmi lesquels je citerai seulement Kieser. Voici comment ce savant professeur termine une esquisse de l'histoire de la médecine, qui sert d'introduction à son système de médecine.

« Notre temps se distingue de ceux qui l'ont

précédé, par une tendance particulière à donner à tout une forme et un développement vraiment philosophiques.

« Dans presque tous les objets du savoir humain, des révolutions ont été tentées de nos jours. Si, trop semblables en ce point à la révolution politique de la France, elles n'ont pas plus que celle-ci donné au monde le salut qu'elles lui avaient promis, du moins ne sont-elles pas demeurées non plus sans suite et sans valeur pour le bon développement de la vie.

« Relativement à la médecine, des vues erronées qui régnaient en paix dans les écoles depuis Galien ont été réfutées et proscrites pour jamais, et ont fait place à des idées plus justes. Il est satisfaisant d'avoir à faire remarquer que les sciences de faits ne sont pas restées en arrière ; l'activité de l'esprit de recherches s'est portée également sur tout ce qui intéresse l'humanité et ses divers rapports avec la nature, et le reproche *d'unilatéralité* serait injuste à faire à notre siècle. En effet, tandis que Kant, Fichte et Schelling soumettaient le côté idéal de notre savoir à un examen plus profond et plus rigoureux que par le passé, tandis que chaque science cherchait à emprunter à la philosophie des bases mieux affermies, la découverte du galvanisme, et les progrès récens de la chimie, de la physique et de l'anatomie, ont fait assez voir qu'une égale ardeur animait tous ceux qui s'occupent d'observations et d'expériences. Mais ce qu'il importe de remarquer, c'est la coïncidence de ce nouvel esprit tendant à l'agrandissement des connaissances humaines avec la découverte si frappante du Magnétisme animal; de telle sorte que si, d'un côté, se montre un redoublement d'activité dans la poursuite des vérités naturelles; de l'autre, on voit la nature elle-même manifester sa *vertu* la plus intime et la plus secrète dans des phénomènes que le temps présent est à peine en état de comprendre, et dont on ne devra la pleine intelligence qu'aux vues les plus élevées de la physiologie. Ce qui est déjà clair à tous les yeux, c'est que nous approchons rapidement de l'instant où la nature se sera dévoilée, en partie par les progrès du savoir, en partie dans les oracles en quelque sorte mystiques du magnétisme.

« Il a donc droit à une place dans l'histoire de la médecine, ce Magnétisme animal, cet étonnant procédé de la nature, qui s'est présenté jusqu'ici sous une apparence mystérieuse, qui devait par-là même encourir le reproche d'illusion et de charlatanisme, que la plupart des médecins ont méconnu, qu'ils ont abandonné si mal à propos aux mains d'hommes étrangers à la science , et qui ne peut s'accommoder à aucun des systèmes pathologiques connus jusqu'à ce jour ; mais qui ne s'en est pas moins élevé au-dessus de toute espèce de doute.

« A côté des relations internes que présentent les diverses parties du corps humain, et des réactions naturelles de nos organes les uns sur les autres, la physiologie a encore à considérer un monde extérieur et ses rapports avec nous ; mais, jusqu'à présent, elle ne l'avait envisagé que comme mort, pour ainsi dire, et dans son opposition avec la vie. C'était uniquement dans les pharmacies que l'on allait chercher des remèdes. On n'avait pas assez apprécié ces relations organiques et cette action réciproque des corps vivans les uns sur les autres, par l'effet même de leur vitalité, dans laquelle il convient de chercher le principe fondamental du magnétisme , et la possibilité de son action. C'est à la physiologie qu'appartient un tel examen. Mais l'époque ne saurait être éloignée où le magnétisme, nous conduisant à d'éterminer avec précision les lois encore si mal connues de la force vitale, et révélant la nullité des nos éphémères théories de la nature, produira dans la physiologie, la médecine et la psychologie , une révolution telle qu'on n'en a point encore vu, et qui ne sera intel-

ligible qu'à ceux qui, dès le principe, ont su apprécier toute l'importance de cet ordre de mani-
festations. »

Je suis avec respect,

Messieurs,

Votre très-humble et très-
obéissant serviteur,

DELEUZE.